AF474972

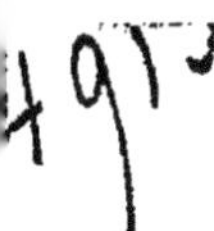

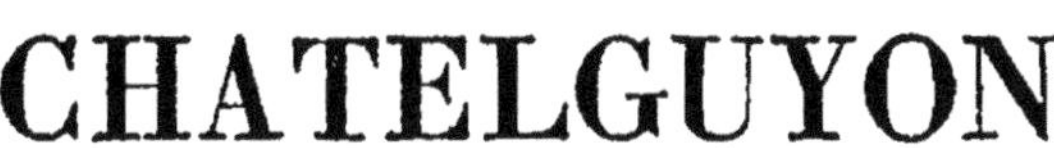

CHATELGUYON

ET

SES EAUX MINÉRALES,

Par Jules Barse,

Pharmacien.

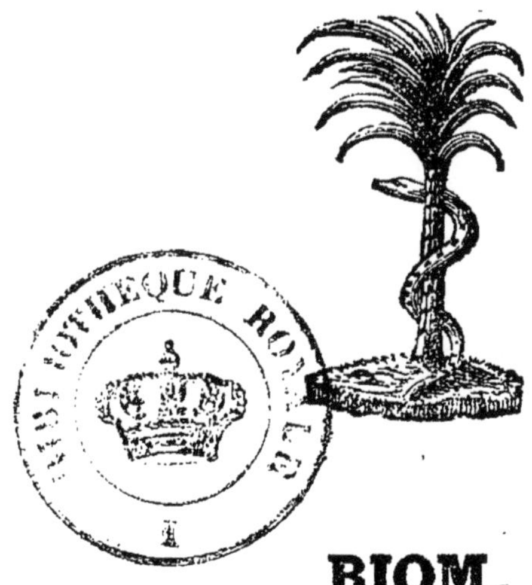

RIOM,

IMPRIMERIE DE E. LEBOYER, LIBRAIRE,

RUE DU COMMERCE, N° 6.

1840.

CHATELGUYON

ET

SES EAUX MINÉRALES,

Par Jules Barse,

Pharmacien.

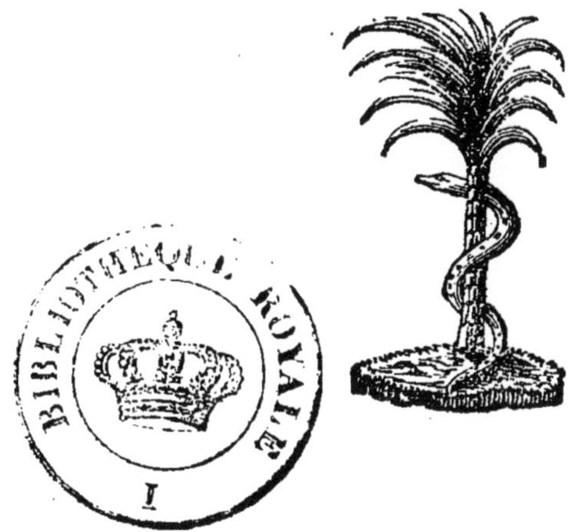

RIOM,

IMPRIMERIE DE E. LEBOYER, LIBRAIRE,

RUE DU COMMERCE, N° 6.

1840.

A M. le docteur Deval,

Médecin en chef des hospices, des maisons d'arrêt, d'aliénés, de justice de Riom; Membre de l'Académie royale de médecine, de l'Académie des sciences de Clermont, de la Société des Sciences physiques et Arts industriels; Inspecteur des Eaux minérales de Châtelguyon, etc.

Ses connaissances profondes, son talent distingué, son empressement extrême auprès de l'infortune, lui ont mérité l'honneur d'être appelé dans le sein des compagnies savantes et celui de diriger le service médical de nos établissements publics.

Sa direction éclairée a maintenu jusqu'à ce jour Châtelguyon au nombre des eaux thermales utiles à l'humanité;

A M. H. Lecoq,

Professeur des Sciences naturelles à Clermont-Ferrand; Membre des Académies de Clermont, de Rouen, du Gard, des Pyrénées Orientales, etc., etc.

Ses travaux sur l'histoire naturelle de l'Auvergne lui ont acquis le droit de cité dans notre patrie, et une place éminente parmi ses enfants célèbres;

Témoignage de reconnaissance, hommage de respect et de dévouement:

Jules BARSE,

Pharmacien, à Riom.

Le 25 mars 1840.

CHATELGUYON

ET

SES EAUX MINÉRALES.

Bref, il y a peu de prouinces au monde qui puissent aller de pair avec ceste cy, quand il faudra comparer l'adjencement, utilité et prouffit qu'elle a de ses eaux.

(Jean Ban, 1605.)

PENDANT l'année 1185, *Guy*, deuxième du nom, comte d'Auvergne, fils de Robert V et d'Anne de Nevers, succéda à Guillaume VII, son frère aîné, mort sans lignée masculine.

Doué d'un caractère noble et valeureux, mais inquiet et turbulent, *Guy II* vécut dans une agitation continuelle. Il s'occupa de construire un *Châtel* dont le séjour offrit à son imagination vive les agréments qu'il ne trouvait nulle part. Il voulait un emplacement assez élevé pour que sa correspondance de signaux avec sa capitale n'éprouvât aucun obstacle des accidents du terrain. Un monticule conique, placé au déclin des montagnes qui bordent la Limagne au nord-ouest, et situé au milieu d'un sol aussi riche en productions qu'en sites variés et pittoresques, lui parut réunir toutes les conditions qu'il désirait; il y bâtit son manoir. Bientôt des chaumières, destinées aux serfs, s'appuyèrent au pied de ces murailles protectrices, et formèrent un groupe important auquel le comte *Guy* donna son nom.

Telle est l'origine de *Châtel-Guyon*, village qui compte aujourd'hui deux mille habitants. Tout porte à croire que *Guy II* fit de son château une maison de plaisance plutôt qu'une forteresse; car, dans aucune circonstance, il ne s'en servit, soit dans ses querelles particulières, soit contre les armées royales qui vinrent pacifier le pays.

En 1198, une guerre éclata entre le comte d'Auvergne et l'évêque de Clermont, son frère. Le pape Innocent III fut chargé par eux de terminer leur différend. *Guy II* auquel appartenaient les places fortes de Tournoëlle, de Nonette et de Chantelle, donna la suzeraineté de Châtelguyon, sa maison de plaisance, au pape, afin d'intéresser le souverain pontife à sa cause. Plus tard, quand les armes de Philippe II, roi de France, vinrent démembrer le comté d'Auvergne, Guy II obtint de son vainqueur la faveur de conserver le château qu'il avait bâti dans le nombre bien limité de ses possessions, et légua par testament le domaine direct de Châtelguyon à son épouse *Péronnelle du Chambon*, qui habita le manoir avec son fils *Guillaume.*

Les événements dont il fut le théâtre depuis la mort de son fondateur jusqu'en 1395, sont enveloppés de ténèbres profondes. A cette dernière époque, la terre de Châtelguyon fut vendue à la maison de Chazeron, par Hugues de la Roche.

En 1590, pour la première fois, le château de Guy devient un poste militaire important, peut-être parce que les guerres religieuses avaient détruit déjà la plupart des forts du premier ordre. En cette année, les ligueurs en firent le siége et s'en emparèrent. Ils s'y maintinrent pendant deux ans, ravageant les campagnes d'alentour, et défiant à l'abri de ses remparts la puissance de leurs ennemis.

En 1592, le castel fut assiégé de nouveau, mais par les armées royales; les ligueurs s'y défendirent avec bonheur durant plusieurs mois; enfin, la place fut prise avec beaucoup de peine, et sa démolition fut décidée pour affranchir la ville de Riom de la garnison onéreuse qu'elle y entretenait.

Il y a peu de temps, on voyait encore quelques restes du manoir, mais la commune a disposé des derniers débris. Aujourd'hui, son emplacement est vide, il ne reste de lui que sa position superbe.

Soixante cités plus ou moins considérables, parsemées dans la plaine de la Limagne, s'offrent aux regards du curieux qui vient visiter ces ruines. Son horizon s'étend sur une mosaïque immense, et n'a d'autres bornes que le ciel bleu des montagnes du Forez et leurs lignes accentuées par les rayons du jour, ou leur sombre rideau éclairé pendant une belle nuit, par une longue file de tuileries embrasées.

Si l'on abandonne le domaine de l'histoire, pour examiner Châtelguyon sour le rapport géologique, on trouvera qu'il rivalise avec les plus riches contrées de l'Auvergne. Notre but est de donner quelques développements à l'examen d'une petite portion du Saudon, ruisseau qui se trouve au-dessous du village à l'aspect de midi.

La nature semble avoir réuni là, avec une apparence de prédestination singulière, tous les éléments nécessaires à la prospérité de la contrée; dans le lit du ruisseau, ou sur les bords, des eaux minérales sourdent en abondance; les rives voisines sont des bancs de calcaires se présentant sous la forme ici de cristaux fibreux, plus loin de pierre à chaux ordinaire. Près des sources, s'élève une immense roche de grès, très-propre à des constructions solides et d'une exploitation facile.

Si donc ces eaux, dont l'apparition, à la surface du sol, semble contemporaine des grands bouleversements du monde primitif, avaient quelque valeur, tout concourrait à réaliser un projet qui paraît arrêté depuis long-temps, car la chimie vient de ranger ces eaux parmi les plus précieuses.

Mais l'expérience, bien avant la chimie, apprend à connaître et constate la valeur des sources. Pour chacune d'elles, l'analyse n'a fait qu'indiquer à quels principes on pouvait rationnellement rapporter les effets salutaires observés depuis long-temps; par conséquent, les lumières que l'on viendrait jeter sur la nature de l'une d'elles, seraient d'une faible influence, si déjà une autre sanction, la renommée, ne la signalait à l'attention publique. Là, comme dans bien des choses, la voix du PEUPLE est la voix de DIEU.

Or, les eaux qui font l'objet de cette notice, ont-elles été connues dans les siècles passés? ont-elles mérité par leurs services l'honneur d'un édifice? la sollicitude des naturalistes a-t-elle été éveillée par elles quand la science arma ses adeptes de moyens puissants d'investigation?

Si, jusqu'à ce jour, elles sont restées ignorées, tous nos efforts, pour déchirer le voile qui couvre leur existence seront inutiles; mais, si des preuves aussi nombreuses qu'imposantes constatent leur valeur, nos essais, destinés à leur rendre la vogue d'autrefois, seront dignes de succès. Avant d'en produire une analyse, il faut donc établir leur situation et leur mérite à des époques qui sont loin de nous. Consultons les divers traités sur les eaux minérales relatifs à Châtelguyon.

Notre tâche est facile, les documents sont nombreux, les autorités sont compétentes ; tous les savants qui ont parcouru l'Auvergne ont signalé dans leurs écrits les sources dont cette province abonde.

JEAN BAN, docteur en médecine à Moulins, écrivait en 1605. Son livre a pour titre : MERVEILLES DES EAUX. Cette œuvre lui valut les compliments les plus flatteurs, soit en vers français ou latins, soit en prose. Il place l'Auvergne au premier rang parmi les contrées qu'il indique.

« Nous jouissons, dit-il, entre une infinyté d'au-
» tres grâces, tous les jours et en mille endroicts
» de nostre France, à chascune des extrémitez des
» maladies auxquelles nous nous trouvôs portez,
» d'un nombre infiny de sources minérales et mé-
» dicamenteuses, qui nous sont départies de di-
» verses qualitez, et desquelles nous nous servôs
» selon l'exigence des maux qui nous peuvent sur-
» venir ; MAIS, PLUS LIBÉRALLEMENT EN LA PROUINCE
» D'AUVERGNE QU'EN TOUTE AUTRE ; parce qu'il sem-
» ble que les merveilles des eaux qui se sont dé-
» couvertes anciennement partout l'univers, soyent
» représentées comme par un abbrégé dans les in-
» numérables sources que nous voyôs posées en
» ceste prouince là. »

Puis, *Jean Ban* énumère les sources de l'Auvergne, il en désigne un grand nombre par le nom de la localité, et beaucoup d'autres par leurs qualités spéciales. Il parle, entre autres, des eaux minérales purgatives de la province, sans cependant indiquer quelle est le lieu qui les renferme.

« Bref, continue-t-il, il y a peu de prouinces au » monde qui puissent aller de pair avec ceste cy, » quand il faudra comparer l'adjencement, utilité » et prouffit qu'elle a de ses eaux. Car, il n'y a si » grande chaleur pour continue qu'elle puisse » estre en esté qui leur puisse faire rabbattre au- » cune chose de leur quantité et course ordinai- » res. Voyla les merveilles copieuses de nos eaux » de la prouince d'Auvergne et la diversité de » leurs incompréhensibles vertus et effects pour » l'entretien de la vie en son adjencement de » plaisir. »

Duclos, membre de l'Académie des sciences, en 1670, annonce l'analyse des eaux de Châtel-guyon. « Il s'y trouve beaucoup de matières fixes » après l'évaporation de l'eau, peu solubles dans » le vinaigre, de couleur blanche, composées éga- » lement de sel et de terre. Le sel fondu et poussé » au feu fume et pousse une odeur d'esprit de sel » ordinaire. Ces eaux sont très-estimées dans le » traitement de diverses maladies. »

Guettard présente, en 1758, à l'Académie des sciences dont il fait partie, un Mémoire sur la Minéralogie de l'Auvergne. Il signale Châtelguyon comme un village *très-connu par ses eaux minérales.*

Cadet, le grand chimiste, reprend, en 1774, l'analyse de Duclos, en même temps que *Dufour*, médecin à Riom, traite le même sujet. Les deux savants s'accordent à dire que cette source contient du fer, du sel marin à base alcaline, et du sel de la nature de celui d'epsom.

Raulin, inspecteur des eaux minérales du royaume, dans le même temps, indique dans ses écrits celles de Châtelguyon comme très-salutaires contre les coliques, les dérangements d'estomac, les fièvres intermittentes. Il déclare que leur grande énergie et LEUR VERTU PURGATIVE, QU'ELLES POSSÈDENT SEULES EN FRANCE A UN SI HAUT DEGRÉ, doivent être dirigées par un médecin habile.

Le dernier commentateur des COUTUMES D'AUVERGNE résume, dans son article sur Châtelguyon, tous les documents antérieurs à son temps, et présente, avec une satisfaction toute patriotique, l'importance de ces eaux.

En 1787 et 88, *Legrand d'Aussy* a parcouru l'Auvergne. « Châtelguyon, dit-il, possède des eaux » minérales abondantes et très-estimées. L'eau a » deux sorties principales. JADIS, ELLE EUT UN BATIMENT DONT ON VOIT ENCORE LES TRACES. Tout ce » canton est eau minérale. Outre la source grillée, » il y en a une autre nommée *Azan* ou *Gargouilloux*. Dans le lit du ruisseau, on en voit une » autre nommée *Lavernière*, qui sort par un trou » qu'elle s'est fait à travers la roche. Elle jaillissait » à 4 pieds 4 pouces de haut, et atteignait une » haie qui est au delà du ruisseau, incrustait et » agglutinait les feuilles qu'elle pouvait toucher. » Les gens du lieu s'étaient pratiqué, dans la roche même, une baignoire; mais le locataire de

» la loge grillée, voulant que la sienne seule sub-
» sistât, a tout fait pour détruire l'autre. Il a poussé
» la malice, dit-on, jusqu'à tenter d'en fermer la
» sortie en y enfonçant un coin de fer. Le coin
» a été rejeté, et le jet subsiste encore. »

Buc'hoz, de l'Institut, présente, en 1796, un Mémoire dans lequel on lit ce qui suit : « Les
» eaux minérales de Châtelguyon sont thermales,
» gazeuses, acidules et purgatives. ON EN CON-
» NAIT PEU DE PAREILLES EN FRANCE, suivant les
» médecins qui en ont fait l'apologie ; et peut-
» être sont-elles UNIQUES par leurs propriétés réu-
» nies. On a constaté que ces eaux contiennent
» du fer, du sel marin et du sel d'epsom à base
» terreuse. Elles calment, par leur fluide électri-
» que, les irritations du genre nerveux, en sou-
» tiennent le ton et l'élasticité. Leur principe mar-
» tial les rend apéritives, la propriété des parties
» terreuses est d'absorber les acides des premières
» voies ; leur sel marin à base alcaline, et leur sel
» cathartique amer, les rendent stomachiques,
» apéritives, résolutives et purgatives. Elles con-
» viennent dans tous les cas où celles de Vichy
» sont contraires, par leur quantité de principes
» salins dans les agacements nerveux, dans des
» tempéraments maigres et délicats. Celles de
» Châtelguyon, moins salines et PLUS LAXATIVES,
» sont dans tous les cas d'un secours puissant et
» nécessaire. Elles n'irritent jamais le système
» membraneux des entrailles ; au contraire, elles

» y portent un calme dont les malades s'aperçoi-
» vent bientôt. »

En 1817, l'établissement thermal dont Legrand d'Aussy avait vu les traces, a été reconstruit. Il a été confié à un médecin inspecteur, et, jusqu'à nos jours, il a été exploité au profit de la commune. Malgré l'insuffisance du bâtiment, on enregistre chaque année des succès incontestables.

Pendant toute sa gestion, M. *Deval*, inspecteur, n'a cessé d'éveiller l'attention de l'autorité supérieure à leur égard. Convaincu de leur grande énergie et de leurs vertus toutes spéciales, il a continuellement sollicité des allocations de fonds pour le développement qu'elles méritent. Quelques secours alloués par le Conseil-Général du département ont été employés à l'entretien des choses existantes.

En 1818, M. le docteur Deval remit au ministère une nouvelle analyse faite par M. *Versepuy*. Maintenant, nous est-il permis de penser que celle que nous avons à présenter sera accueillie avec intérêt? Nous l'espérons. Chacun sera jaloux d'apprécier, par les moyens du jour, la valeur de cette source; tous ceux qui sont venus y puiser la santé voudront connaître à quel principe ils doivent leur guérison.

Cette analyse vient d'être faite avec la plus scrupuleuse attention; les chances d'erreur ont été exclues, nous croyons pouvoir le dire, parce que nous avons opéré sur des quantités considérables. Jusqu'à nous, chaque chimiste s'est borné à nommer les différents éléments que renferment ces eaux, sans indiquer les proportions ; nous, au contraire, remplissons la tâche complètement.

ANALYSE (1)

Propriétés Physiques.

L'eau minérale a quatre issues principales : la Vernière au-dessus des moulins, et deux autres dans le lit même du ruisseau, près des moulins, et la fontaine Gargouilloux. La température des quatre sources est de trente-six degrés centigrades. Le bassin de l'établissement actuel n'a perdu, depuis quelques années, cinq degrés de chaleur, que par le mélange d'une source froide dans le réservoir de l'eau thermale.

Incolore, inodore et limpide, cette eau pétille quelques instants dans le vase qui l'a reçue. Sa saveur très-prononcée rappelle le sel marin, de sedlitz et de glauber. Laissée en repos pendant quelques jours à l'air libre, elle se couvre d'une pellicule calcaire dont la masse, augmentant sans cesse, finit par briser cette glace artificielle et l'entraîner au fond du bassin, pour y former une boue miné-

(1) Par Jules BARSE, 1840.

rale. On suit au loin ses traces par son dépôt ocracé, et par les végétations verdâtres particulières aux eaux minérales.

La pesanteur spécifique est de 1005 grammes.

Les sources fournissent par heure :

Le Gargouilloux, deux mille cent litres, ci . . . . 2,100 lit.

Celle du ruisseau rive gauche, douze cents litres, ci. 1,200

Celle du ruisseau rive droite, trois mille litres, ci. 3,000

La Vernière, trois mille cent vingt litres, ci. 3,120

Total par heure. . . . 9,420 lit.

Propriétés Chimiques.

Cent litres d'eau puisée à la Vernière qui, semblable à une fontaine, la rend pure de tout mélange, ont été évaporés dans un appareil distillatoire. L'opération a donné les résultats suivants :

TABLEAU

De la composition de l'eau minérale de Châtelguyon.

EAU, UN LITRE (1,005 GRAMMES.)

		Litre	millilitres.
	Acide carbonique libre.	0	755
		Grammes	milligrammes.
Sels solubles dans l'eau et dans l'esprit de vin.	Sulfate de soude. . . .	1	700
	Hydrochlorate de soude	1	330
	Hydrochlorate de magnésie.	0	500
	Sulfate d'alumine. . .	0	090
	MATIÈRE ORGANIQUE. .	0	007
Sels insolubles dans l'eau et l'esprit de vin.	Carbonate de magnésie.	0	170
	Carbonate de chaux. . .	0	880
	Carbonate de fer. . .	0	340
	Sulfate de chaux. . . .	0	074
	Silice.	0	067
	Alumine.	0	004
	Total par litre. .	5 gr.	162 mil.

D'après ce tableau, un litre d'eau contient près de trois quarts de litre de gaz acide carbonique non combiné ; c'est-à-dire que ce gaz est logé parmi les molécules de l'eau, sans faire de volume, comme une certaine quantité d'eau se logerait elle-même dans les interstices de grains de sable qu'on aurait tassés autant que possible dans un vase. Il y a de plus 3 grammes 627 milligrammes de sels solubles dans l'eau ordinaire, et 1 gramme 535 milligrammes de sels insolubles.

Etablissons maintenant la comparaison de Châtelguyon avec un autre nom bien accrédité. Prenons, par exemple, le Mont-Dore; la source la plus riche du Mont-Dore contient par litre :

TABLEAU

De la composition des eaux du Mont-Dore.

EAU, UN LITRE (1,003 GRAMMES.)

		Litre	millilitres.
	Acide carbonique libre.	0	133
		Grammes	milligrammes.
Solubles dans l'eau.	Bicarbonate de soude. .	0	633
	Chlorure de sodium. .	0	380
	Sulfate de soude. . . .	0	065
Insolubles.	Carbonate de chaux . .	0	160
	Carbonate de magnésie .	0	060
	Silice.	0	210
	Oxide de fer.	0	010
	Matière organique, traces non évaluées. . . .		
	Total par litre. .	1 gr.	518 mill.

Nous avons donc, en notre faveur, des excédents considérables: en gaz libre, un demi-litre, en sels solubles dans l'eau, 150 centigrammes; en sels insolubles, un peu plus d'un gramme.

Il est vrai qu'indépendamment de ces agents palpables, de ces principes appréciables de la vertu des eaux, il existe une puissance qui se dérobe à toute investigation possible; car la reproduction artificielle, toute fidèle qu'elle peut être, n'approche pas de l'activité subtile de l'eau naturelle. Il faut, dès lors, que cette substance impalpable entre en ligne de compte dans une évaluation que l'on présente comme juste. Or, nous la retrouvons à Châtelguyon comme au Mont-Dore, comme dans le plus grand nombre des sources thermales. L'usage des eaux de Châtelguyon opère des effets constamment avantageux, selon leur administration bien indiquée, qui dépassent infiniment l'évaluation qu'on peut faire de leurs vertus par une analyse rigoureuse.

Aujourd'hui, on espère avoir saisi la nature de ce principe extraordinaire. Nous avons vu figurer dans notre analyse une quantité de sept milligrammes de MATIÈRE ORGANIQUE ; ce nom seul annonce quelque chose d'étrange : une matière arrivant des profondeurs du globe, offrant au naturaliste une analogie frappante avec les éléments de ce qui respire, avec les principes constituants des êtres organisés ! Comme on le pense, sans doute, cette substance a fixé l'attention des savants modernes au plus haut degré. Trouvée dans la plupart des sources, il paraît que c'est elle qui leur donne ces vertus surprenantes et anormales en apparence. Elle a été étudiée avec le plus grand soin sous les noms divers de *glairine*, *barégine*, *matière végéto-animale*.

D'après une notice palpitante d'actualité scientifique, la glairine serait le premier principe de l'organisation sur la terre. Quand le sol sur lequel nous vivons était aride, entièrement nu, la glairine, coulant à grands flots des canaux des sources thermales, serait venue répandre à la surface du globe le premier germe de fécondation, servir ensuite de première substance nutritive aux êtres sortis de son sein, pour disparaître progressivement quand la transmission bien établie des êtres organisés eût rendu sa présence inutile. Ces assertions, développées avec profondeur par l'auteur de cette dissertation (1), sont admises avec empressement par l'esprit enchanté d'une théorie aussi neuve que rationnelle.

Propriétés Médicales.

M. le docteur Deval nous a donné les document nécessaires au classement de ces eaux; c'est à son obligeance que nous devons l'article médical suivant :

« Employées en bains, douches, elles produi-
» sent des effets surprenants dans les cas de rhuma-
» tismes articulaires chroniques, d'engorgements
» lymphatiques des articulations, ou tumeurs
» blanches, de rétractions des muscles, des ten-
» dons, de paralysies partielles ou générales,

(1) Recherches sur les eaux thermales, par H. Lecoq, de Clermont, 1839.

» d'atrophies des membres, de fausses aukyloses.

» Prises en boisson et dans les mêmes circons- » tances qui réclament l'usage des eaux de Vichy, » elles ont une action toute spéciale dans les obs- » tructions des viscères du bas-ventre, telles que » celles du foie, de la rate, du mésentère ou car- » reau.

» Les affections chroniques de l'estomac, des » intestins (gastrites, gastro-entérites) les leuchor- » rhées ou fleurs blanches, les catarrhes utérins, » les pâles couleurs ou chloroses, les engorge- » ments glanduleux lymphatiques, scrophuleux ont » été combattus avec le plus grand avantage dans » beaucoup de circonstances.

» Un très-grand nombre d'observations des cu- » res obtenues par les eaux minérales et thermales » de Châtelguyon, dans les affections déjà signa- » lées, a été rélaté dans divers rapports faits à M. le » ministre de l'intérieur, dans les relevés statisti- » ques de l'établissement soumis à mon inspection.

» Ces faits sont d'une authenticité reconnue ; ils » peuvent facilement être compris aujourd'hui » qu'une analyse chimique nous permet d'appré- » cier les principes constitutifs salins et gazeux des » eaux de Châtelguyon.

» Leur spécialité saline ne permet pas de les » confondre, quant à leur action toute particu- » lière, avec beaucoup d'autres eaux thermales. Par » leurs vertus purgatives, elles peuvent être assi- » milées aux eaux de sedlitz qu'elles peuvent même

» remplacer et à moins de frais. Aucune des sour-
» ces thermales qui nous environnent ne partage
» avec Châtelguyon ces précieuses propriétés.

» Le défaut de ressources pécuniaires de la com-
» mune, paralyse seul toute l'efficacité des bains de
» Châtelguyon. Chaque année, des baigneurs de
» diverses contrées viennent en nombre y cher-
» cher la santé; depuis peu, les malades sont
» obligés de partir sans résultats, tantôt parce que
» le bassin a perdu sa température, tantôt parce
» qu'il est impossible de suppléer à la pénurie
» excessive du local, enfin, parce qu'il faut par-
» courir un long trajet pour aller de son apparte-
» ment aux bains. »

Dès à présent, Châtelguyon est connu tout autant que la source la plus renommée, il est temps d'annoncer quel est le but de notre travail. Il ne paraîtra pas étrange à ceux qui auront bien voulu nous lire avec attention. Nous voulons ériger le modeste bâtiment actuel en un établissement digne des eaux, du climat, du sol, de la position exceptionnelle de ce pays. Pour y parvenir, nous ferons un appel général à nos compatriotes.

Déjà les sources qui se trouvaient hors des biens communaux (la Vernière) ont été acquises par nous; la demande en concession des bains actuels a été faite au conseil municipal et accordée. Tout est prêt pour l'exécution du projet; nous allons développer les motifs sur lesquels nous fondons sa réussite.

Dans de pareilles entreprises, des considérations de plusieurs ordres en décident ou en anéantissent l'exécution. Les eaux à exploiter peuvent-elles garantir un placement de fonds certain, par leur abondance, leur température uniforme, leur spécialité, leur permanence? Les communications avec les grands centres de populations sont-elles faciles? le site est-il sain, agréable, offre-t-il, enfin, un séjour salutaire au rétablissement des malades? Quelle est la richesse intrinsèque de la source? Ces diverses questions résolues, il reste encore à comparer les dépenses à faire, avec le revenu le plus probable de l'établissement achevé.

Abordons la question de permanence des eaux: Les eaux minérales naissent dans les profondeurs du globe; le calorique central est une des causes de leur production; l'oxigène, ou l'air athmosphérique, en est une autre. Ces deux principes exercent leur grande énergie sur les zones métalliques, plus ou moins enfoncées sous la couche des roches cristallisées qui forment l'enveloppe de la terre. L'air athmosphérique arrive à la surface d'action, au moyen des fractures verticales que les grands soulèvements ont établies entre le centre et la circonférence dans les roches supérieures. Ces fractures, après avoir fait passer l'un des agents producteurs, deviennent les canaux de l'eau minérale produite. Ainsi, loin de puiser leurs principes dans les couches secondaires qu'elles peuvent traverser, ces eaux, bien au contraire, ont formé et forment encore les dépôts variés qui les environnent.

Cela posé, si l'on admet le refroidissemect graduel du globe, on concevra la probabilité d'une dégénérescence et surtout d'un appauvrissement dans les eaux minérales; mais, alors, tout sur terre est soumis au même cataclysme, et, probablement, l'homme avant la matière, aura disparu d'une surface devenue trop froide pour ses organes délicats.

Pour être employées en bains, les eaux de Châtelguyon ne laissent rien à désirer. La médecine ne réclame jamais une température de plus de 36 degrés; au contraire, très-souvent le tempérament des malades ou la nature de leurs maux rend nécessaire un mélange d'eau refroidie.

Nous entrerons dans quelques détails sur l'organisation d'un établissement thermal, pour prouver que le produit de nos sources est proportionné au service d'une vaste exploitation. Un édifice qui répond aux besoins d'une moyenne de 7 à 800 baigneurs (ce qui suppose mille à 1500 étrangers dans le pays) est, il nous semble, d'une assez grande extension; mais il faut que la source puisse alimenter toutes les baignoires en quelques heures, en y faisant régner un courant continuel. Avec cette condition, en effet, l'établissement est classé au premier rang par son importance médicale, les bains étant bien plus actifs que dans une eau dormante dont les gaz et le calorique diminuent progressivement.

Or, d'après les proportions généralement adoptées, une baignoire doit contenir cent cinquante litres; son eau doit être renouvelée par le courant continu, dans les trois quarts d'heure que dure le bain; chacune d'elles réclame donc 300 litres d'eau thermale.

Bien peu de sources suffiraient à une pareille dépense; mais on a trouvé le moyen d'y subvenir. Dans la partie la plus élevée du bâtiment, on pratique un réservoir voûté, capable de contenir à la fois tout le produit des sources en 24 heures. Les eaux n'y perdent ni principes ni chaleur, parce qu'elles y sont à l'abri de l'air extérieur, et que ce bassin n'est, à proprement parler, que la continuation des canaux souterrains. Tous les conduits de l'établissement viennent puiser à cette immense provision, et desservent, sans discontinuer, autant de bains partiels qu'il s'est amoncelé d'eau en vingt-quatre heures.

Nous connaissons ce que produisent les sources de Châtelguyon : en 24 heures, elles donneraient, au moyen d'un réservoir pareil, 228 mètres cubes, c'est-à-dire l'approvisionnement de 7 à 800 bains particuliers. Nous nous abstenons de tout commentaire devant de pareils chiffres; ils parlent assez éloquemment en notre faveur.

Quelle serait donc la somme nécessaire pour la construction de l'établissement projeté? Un plan avec devis dressé par un ingénieur distingué, vient éclairer la question. Voici son rapport :

RAPPORT

Sur le projet de fonder, par actions, un établissement thermal à Châtelguyon, par M. Ledru, de Clermont-Ferrand.

« J'ai été chargé d'un travail sur les eaux de Châtelguyon. Le » mauvais état du petit bâtiment destiné aux bains m'a frappé » tout d'abord, ainsi que sa mauvaise distribution intérieure. » Il n'y a, dans ce bâtiment, qu'une seule piscine et deux bai- » gnoires dans lesquelles on prend des bains non-seulement » d'une manière incommode, mais, qui plus est, très-inconve- » nante.

» M. le médecin inspecteur avec lequel je visitai ces eaux, » me témoigna l'impatience qu'il avait de voir fonder à Châtel- » guyon un établissement thermal en rapport avec l'abondance » et les propriétés des eaux de ce pays. Il pensa aussi, comme » d'autres personnes, que le concours d'honorables citoyens » pourrait hâter la mise à exécution de ce projet.

» J'ai promis de dresser des plans et des devis estimatifs à ce » sujet (1), pour que chacun fût bien fixé sur les travaux à exé- » cuter; et pour satisfaire à cette promesse, après m'être con- » certé avec M. Gardelon, notaire du lieu, qui prend le plus » grand intérêt à la réussite de ce projet, j'ai, dans un nouveau » voyage, procédé à toutes les opérations préalables.

» J'ai reconnu qu'au moyen de recherches dirigées avec in- » telligence, on pourrait augmenter l'abondance et la tempéra- » ture des eaux, de manière à trouver dans cette localité les

---

(1) Ces plans sont achevés ; ils sont déposés chez M. Jules Barse, à Riom, qui les tiendra à la disposition de toute personne désireuse de les consulter.

» éléments d'un établissement susceptible d'acquérir une très-» grande importance ; mais j'ai dû, dans la rédaction des plans, » m'attacher à prendre des dispositions telles que l'établissement » pût prendre de l'extension au fur et à mesure que le besoin » en serait reconnu.

» Dans cette pensée, j'ai divisé le plan en trois parties bien » distinctes, dont la réunion forme l'ensemble d'un établisse-» ment vaste et bien complet, ayant des promenoirs couverts, » des fontaines, des piscines, des cabinets de bains, des salles » pour bains et douches de vapeur, pouvant être pris en com-» mun ou isolément, ayant enfin toutes les choses principales » et accessoires qu'on veut trouver maintenant dans les établis-» sements thermaux.

» Chaque partie peut être construite séparément : et en atten-» dant que la nécessité commande de construire la seconde, la » première est disposée de telle sorte, qu'elle aurait l'aspect » d'un édifice achevé, et qu'on trouverait dans sa disposition in-» térieure un peu de tout ce qui compose un service complet, » bains et douches d'eau et de vapeur ; et si la fréquentation de-» vient telle qu'il y ait nécessité d'agrandir l'établissement, l'ad-» dition de la seconde partie à la première, n'entraînerait au-» cun dérangement pour celle-ci, et la disposition donnée au » plan est telle, que les deux ne formeraient qu'un seul édifice » régulier. Il en serait de même pour l'exécution de la troisième » partie ; on ne serait donc pas exposé au regret de posséder un » édifice inachevé, laissant apercevoir des pierres d'attente, dont » l'aspect désagréable rappelle qu'on n'a pas réalisé ses pre-» mières prévisions, qu'on n'a pas exécuté en entier son projet » primitif.

» Les plans sont composés d'après toutes ces considérations ; » mais les devis ne sont pas achevés ; néanmoins, comme pour » commencer à former la société, il suffit d'une évalution ap-» proximative, calculée de manière à ce que la dépense ne » puisse dépasser les prévisions, pour ne point apporter de re-» tard à sa formation, je vais, dans le tableau suivant, indiquer » la dépense que chacune des trois parties occasionnerait pour » être mise en état de service.

PREMIÈRE PARTIE.

» Elle est destinée à former, après l'entière exécution du » projet, un établissement complet de bains et de douches de » vapeur pour les deux sexes. Il y aurait des salles pour les » prendre en commun et des cabinets pour les prendre en parti- » culier; elle serait accompagnée de lits de repos, de baignoires » pour bain d'eau chaude ou froide, de cabinets pour les onc- » tions, frictions et macérations, etc.; mais provisoirement elle » renfermerait des piscines, des cabinets de bains et douches d'eau » et de vapeur, et autres accessoires d'un petit établissement » complet.

» La dépense pour la construction de ce corps de bâtiment, » dont la surface est de 500 mètres, calculés à 75 fr. le mètre su- » perficiel, s'élèverait à la somme de, ci. . . . 37,500 fr.

DEUXIÈME PARTIE.

» Elle doit former dix-huit cabinets de bains et » douches d'eau, et ne serait construite que si le » nombre des malades s'augmentait au point de » rendre la première partie insuffisante pour le » service. La dépense de cette seconde partie dont » la surface serait de 300 mètres calculés d'après la » même base, serait de, ci. . . . . 22,500 fr.

TROISIÈME PARTIE.

» Il y aurait au rez-de-chaussée des piscines, ca- » binets de bains, fontaines et promenoirs; on éta- » blirait à son premier étage des salles de réunion, » de lecture, de jeu, etc., etc. Sa surface serait de » 280 mètres, et coûterait à raison de 100 fr. le » mètre superficiel, ci . . . . 28,000 fr.

» Total général de la dépense, ci . . . . 88,000 fr.

» Il résulte de cet aperçu que pour moins de 40,000 francs on » peut construire à Châtelguyon un établissement thermal con- » tenant tout ce qui serait nécessaire pour une bonne distribu-

» tion des eaux et un service complet et suffisant pendant long-
» temps au nombre des malades qui le fréquenteraient.

» 2° Que si le nombre des malades augmentait au point de
» nécessiter la construction de la seconde partie, la première
» aurait déjà produit des bénéfices qui payeraient cette seconde
» dépense, et que la construction de la troisième partie ne s'en-
» treprendrait également que sur les bénéfices obtenus jusqu'au
» moment où l'on se déciderait à la faire; en sorte que la
» mise de fonds se réduit à une somme de 40,000 francs,
» au moyen de laquelle je garantis faire élever à Châtelguyon
» un établissement convenable, et ayant le caractère monu-
» mental qu'on ne saurait se dispenser de donner aujourd'hui
» à un semblable édifice, pour ne pas rester trop au-dessous de
» tous ceux de même genre qui se construisent sur tous les points
» de la France.

» Je dois déclarer en terminant, que n'ayant pas eu, pour
» dresser ce travail, un but de spéculation, mais uniquement
» des vues d'intérêt public, je convertirais tous mes frais et ho-
» noraires en actions de la société à former. Signé Ledru. »

Un calcul, fait sur les tarifs d'un grand nombre d'établissements de toute classe, donne pour résultat que terme moyen, chaque malade paye à l'établissement un franc par jour, non compris les faux frais de transport et de service qui sont à sa charge. Un nombre permanent de cent baigneurs produit donc cent francs par jour, ou trois mille francs par mois.

La saison des bains à Châtelguyon peut durer sans contredit pendant trois mois; aurions-nous maintenant plus ou moins de cent baigneurs? Notre pays envoie chaque année, à Vichy, au Mont-Dore, à Châteauneuf, un grand nombre de personnes; chez la majeure partie, l'usage des eaux minérales doit être indispensable; car, le séjour des bains est très-onéreux pour tous. Il y a tout lieu de penser que si ces personnes trouvaient près d'elles, dans un pays très-sain, les mêmes avantages, elles se dispenseraient d'une émigration aussi pénible, surtout en état de maladie.

Châtelguyon est donc destiné à voir fleurir l'établissement dont il est question. Il suffit du concours d'un petit nombre de personnes amies de leurs pays, pour réaliser un but qui est également un moyen de fortune et un bienfait pour l'humanité.

Le complément de notre travail était évidemment un recueil des cures opérées par les eaux de Châtelguyon. Une seule cause empêche cette publication : *ces cures forment un dossier trop volumineux*, qui, du reste, fait partie des documents à consulter que nous mettons à la disposition de chacun. L'article médical que nous devons à M. le docteur *Deval* est entièrement fondé sur ce recueil.

COMPAGNIE

FONDÉE POUR L'EXPLOITATION

DES EAUX MINÉRALES

DE CHATELGUYON.

Déjà, des personnes recommandables ont donné leur consentement au projet de société dont voici les premiers statuts :

« TOUTE ADHÉSION EST PUREMENT PROVI- » SOIRE ET N'IMPLIQUE PAS D'ENGAGEMENT, si » ce n'est la promesse d'assister à une réu- » nion générale dont le jour sera désigné » aux personnes qui auront répondu.

» Dans cette assemblée, il sera fait lec- » ture de l'acte fondamental de la société, » délibéré sur les statuts définitifs; puis, IL » SERA DISTRIBUÉ DES ACTIONS QUE CHACUN » SERA LIBRE D'ACCEPTER OU DE REFUSER. »

La correspondance doit être adressée à M. JULES BARSE, *pharmacien.*

TABLEAU COMPARATIF

DES SOURCES THERMALES EXPLOITÉES EN FRANCE.

NOM DE L'ÉTABLISSEMENT.	NUMÉRAIRE laissé dans le pays.	NOMBRE des malades	SELS contenus dans 1 lit. d'eau.	NOMBRE des mètres cubes d'eau en 24 heures.
AUDINAC.	INCONNU	350	2,390	INCONNU
BAGNÈRES-DE-BIGOR.	400,000	2.000	3,000	Q. SATIS
BAGNÈRES-DE-LUCHONS.	360,000	INCONNU	299	INCONNU
BAGNOLS.	80,000	1,400	613	271
BAINS.	100,000	800	440	200
BALARUC.	30,000	INCONNU	9,000	VARIABLE
BARBOTAN.	25,000	INCONNU	131	INCONNU
BARÈGES.	300,000	INCONNU	364	180
BONNES.	300,000	900	1,209	INCONNU
BOURBON-ARCH.	150,000	6,000	9,840	2,400
BOURB.-LES-BAINS	300,000	800	7,431	120
CAPVERN.	20.000	INCONNU	1,74	INCONNU
CAUTERETS.	400,000	INCONNU	748	300
CASTERA-VERDUZAN.	80,000	1,500	1,148	INCONNU
CAMBO.	46,000	INCONNU	2,530	INCONNU
CHATEAUNEUF.	46,000	600	INCONNU	INCONNU
CHATELGUYON.	INCONNU	INCONNU	5,162	227
EAUX-CHAUDES.	73,000	1,600	INCONNU	109
EVAUX.	20,000	INCONNU	3,602	VARIABLE
LAMALOU.	30,000	400	908	VARIABLE
LUXEUIL.	280,000	560	1,170	200
MONT-DORE.	400,000	de 8 à 1,200	1,518	350
NÉRIS.	300,000	1,500	1,11	1,000
NIEDERBROON.	90,000	INCONNU	4,537	INCONNU
PLOMBIÈRES.	400,000	900	500	250
RENNES.	80,000	INCONNU	1,700	INCONNU
SAINT-ALBAN.	30,000	700	3 039	INCONNU
SAINT-NECTAIRE.	60,000	INCONNU	6,000	INCONNU
SAINT-SAUVEUR.	200,000	INCONNU	638	144
URIAGE.	INCONNU	780	762	INCONNU
USSAT.	70,000	600	900	INCONNU
VALS.	30,000	700	7,806	7
VICHY.	500,000	1,500	6,500	260

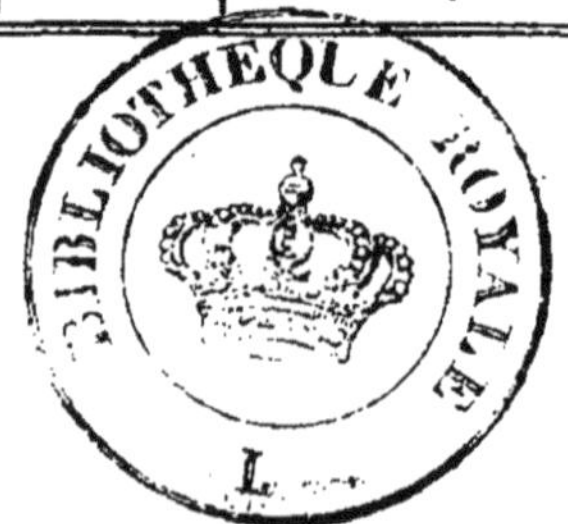

www.ingramcontent.com/pod-product-compliance
Ingram Content Group UK Ltd.
Pitfield, Milton Keynes, MK11 3LW, UK
UKHW021026200726
13857UKWH00004B/1608